DE

L'APPELLATION COMMERCIALE

" EAU MINÉRALE DE VICHY "

OU

" EAU MINÉRALE DU BASSIN DE VICHY "

EN JURISPRUDENCE

PAR

A. MALLAT

VICHY

IMPRIMERIE C. BOUGAREL, RUE SORNIN

1899

DE

L'APPELLATION COMMERCIALE

« EAU MINÉRALE DE VICHY »

OU

« EAU MINÉRALE DU BASSIN DE VICHY »

EN JURISPRUDENCE

PAR

A. MALLAT

VICHY

IMPRIMERIE C. BOUGAREL, RUE SORNIN

1899

A Monsieur Gilbert BLANCHONNET,

ADMINISTRATEUR DE LA SUCCURSALE DE LA BANQUE DE FRANCE
MEMBRE DE LA CHAMBRE DE COMMERCE DE MONTLUÇON
PRÉSIDENT DU CONSEIL D'ADMINISTRATION
DE LA *Société Générale d'Eaux Minérales Naturelles du Bassin de Vichy et du Centre de la France.*

Hommage affectueux
et souvenir de dix années de luttes !

Beauregard, le 15 Février 1899.

A. MALLAT.

DE

L'APPELLATION COMMERCIALE

« *EAU MINÉRALE DE VICHY* »

OU

« *EAU MINÉRALE DU BASSIN DE VICHY* »

EN JURISPRUDENCE

I

Un malade, à qui son médecin prescrit le traitement de Vichy, demande ou commande à son pharmacien, à son épicier, à un marchand, à un dépositaire ou à un débitant quelconque d'eau minérale, une bouteille, trente ou cinquante bouteilles d'*Eau de Vichy*, sans désigner une source spéciale : le pharmacien, l'épicier, le marchand, le dépositaire ou le débitant, laissé libre de choisir, a-t-il le droit de délivrer des *Sources Reignier*, *Lavergne*, *Grande-Source*, *Hauterive-Globe*..... etc., ou toutes autres sources du *Bassin de Vichy*, aussi bien que des sources jaillissant à Vichy même?

OUI.

Un consommateur vient s'asseoir à la table d'une brasserie, d'un café ou d'un restaurant de Lyon, et, commande un *Vermouth-Vichy*, ainsi qu'il est d'usage de le faire dans la seconde ville de France : le limonadier a-t-il le droit de servir à ce consommateur, — en même temps que le carafon de vermouth — un quart de la *Source Lavergne* ou de toute autre source du *Bassin de Vichy*, aussi bien que des quarts de sources jaillissant à Vichy même ?

Oui.

De même, dans un restaurant, dans un hôtel, à un voyageur qui demande de *l'Eau de Vichy*, l'hôtelier, le restaurateur, laissé libre de choisir la source, ne peut-il légalement délivrer, à son client, que des sources jaillissant à Vichy même ; commettrait-il un acte répréhensible en servant une bouteille de *Reignier*, de *Grande-Source*, d'*Hauterive-Globe*, de *Lavergne*, etc..... ou toute autre source minérale du *Bassin de Vichy* ?

Non.

Telles sont les dernières décisions de la jurisprudence. Cela revient à dire que la science juridique s'est mise d'accord avec la science hydrologique pour admettre qu'il n'y a pas, en somme, une *Eau de Vichy* différente d'une *Eau du Bassin de Vichy*, parce que l'une sourdrait à Vichy même, tandis que l'autre jaillirait dans l'une de ces communes de St-Yorre, Hauterive, Cusset, Abrest, Vesse ou St-Priest-Bramefant, dont les territoires constituent la région hydrominéralogique appelée *Bassin de Vichy*, mais au contraire que, quel que soit leur lieu d'émergence et leur degré de température, toutes les Sources de Vichy, toutes les sources du Bassin de Vichy débitent une Eau minérale « de même « origine (1) » ; « ayant les mêmes principes mi- « néraux, sauf de légères différences de dosage, « et possédant des qualités thérapeutiques iden- « tiques ou analogues (2) » : ce qui justifie « l'em- « ploi de la qualification d' « Eau de Vichy », pour désigner les unes comme les autres « dans « le langage usuel entre le consommateur et le « vendeur. (3) »

Seules les étiquettes et les marques, sous lesquelles cette *Eau de Vichy* est mise dans le commerce doivent différer et diffèrent réellement les unes des autres : elles sont aujourd'hui telles que le public acheteur ne peut, en aucun cas, ni s'y tromper, ni être trompé.

Que de chemin parcouru depuis 1894, — depuis que l'Etat intervenait dans une instance pendante devant la première Chambre du Tribunal civil de la Seine pour demander que les Eaux minérales qui n'émergeaient pas dans les limites *géographiques* de la commune de Vichy, ne puissent licitement et légalement se vendre sous la dénomination *d'Eau de Vichy*, — jusqu'au rejet, le 12 décembre 1898, par la Chambre des Requêtes de la Cour de Cassation, du pourvoi introduit par la *Compagnie fermière de l'Etablis-*

---

(1) Arrêt de Riom du 10 janvier 1876.

(2) Jugement du Tribunal civil de la Seine du 8 mai 1894

(3) Arrêt de Lyon du 26 janvier 1897, (Aff. Varinard), confirmé sur pourvoi par la Cour de Cassation. (Rejet du 12 décembre 1898).

sement thermal de Vichy, contre deux arrêts du 26 janvier 1897 (affaire Compagnie fermière de Vichy c. Rajon, Crozet et Dumoulin, et affaire Varinard c. Compagnie fermière de Vichy), par lesquels la première Chambre de la Cour d'appel de Lyon reconnaissait aux débitants d'eau minérale, épiciers et limonadiers, le droit absolu, lorsque dans leurs maisons de commerce, on leur demande simplement une *demie-Vichy*, une bouteille d'*Eau de Vichy*, ou un *vermouth-Vichy*, sans désignation d'un nom de source, de livrer une demi-bouteille ou une bouteille entière d'Eau de la *Source Lavergne* ou bien une boisson faite de vermouth mélangé avec l'eau de cette *Source Lavergne* !

Ce sont les différentes étapes parcourues par cette question, avant d'en arriver, enfin, au but poursuivi par la *Société Générale d'Eaux minérales naturelles du Bassin de Vichy et du Centre de la France* qui l'a défendue devant toutes les juridictions ou elle a été posée, que je voudrais, ici, succinctement décrire : je vais essayer de le faire le plus clairement possible.

II.

Mais, tout d'abord, comment, en jurisprudence, se présentait cette question avant 1894, avant que la première Chambre du Tribunal civil de la Seine se prononçât sur les prétentions de l'Etat ?

Dans un jugement du 20 mai 1860, le Tribunal de Cusset, statuant au Civil dans une instance pendante entre la Compagnie concessionnaire des Eaux et de l'Etablissement thermal de Vichy, établie sous la raison sociale A. Callou, Vallée et Cie, à Paris, Boulevard Montmartre no 22, poursuites et diligences de MM. Callou et Vallée, seuls gérants responsables, et le sieur L..., pharmacien, demeurant à Vichy, disait :

Considérant qu'au nom de la Société concessionnaire il a été avancé et non dénié par L... que l'arrêté Ministériel portant autorisation d'exploiter la Source minérale de Saint-Yorre, interdit formellement d'accoler le nom de Vichy à celui de Saint-Yorre dans les prospectus, annonces et imprimés quelconques relatifs à cette exploitation ; que cependant des lettres de voiture sont représentées qui accompagnaient des envois qualifiés : *Caisse d'Eau de Vichy-Saint-Yorre.*

. . . .

En ce qui touche la demande reconventionnelle :

Sur le premier chef :

Considérant que la Source d'Hauterive fait partie de l'exploitation concédée à la Compagnie Callou-Vallée ; qu'à bon droit, dès lors, l'indication *Vichy-Hauterive* se trouve sur les caisses, capsules, étiquettes, prospectus et annonces accompagnant l'envoi des bouteilles de cette eau, ainsi que du reste cela se pratique à l'égard de chacune des Sources de l'Etablissement thermal, qu'on ne voit d'ailleurs pas clairement comment le sieur L... aurait qualité pour contester à la Compagnie Fermière l'exercice d'un droit qui même est certainement un devoir pour elle ;

. . . .

Par ces Motifs,

Le Tribunal, jugeant en premier ressort, joint les deux demandes, statuant sur icelles par un même jugement :

. . . .

2° Interdit au sieur L... d'accoler désormais dans ses annonces et lettres de voiture *le nom de Vichy à celui de Saint-Yorre.*

. . . .

Déboute le sieur L... de l'un comme de l'autre chef de sa demande reconventionnelle.

Sur appel de ce jugement, la Cour de Riom dans un arrêt du 20 août 1860 statuait :

En ce qui touche l'interdiction à L... *d'accoler au nom de Saint-Yorre celui de Vichy :*

Attendu que cette interdiction a été imposée à L... par l'arrêté ministériel du 9 juin 1855 comme condition de l'autorisation qui lui a été donné d'exploiter la source de Saint-Yorre ; qu'elle constitue pour L... une obligation dont les fermiers des Eaux de Vichy, dans l'intérêt desquels elle a été stipulée, ont évidemment le droit de se prévaloir ;

Attendu que L... a contrevenu sans aucun doute à cette interdiction en vendant et en annonçant ses eaux sous le nom de *Saint-Yorre-Vichy*, ou de *Saint-Yorre-lès-Vichy* :

Attendu que l'emploi des mots *Saint-Yorre Bassin de Vichy*, dont L... demande à être autorisé à faire usage peut présenter des difficultés ; qu'il y a quelque incertitude sur le point de savoir si le rapprochement de ces mots rentrerait dans l'interdiction que l'administration a voulu imposer à L... ; que dans le doute il est prudent et juste de surseoir à statuer sur cette question spéciale jusqu'à ce que l'arrêté du 9 juin 1855 ait été interprêté par l'autorité de qui il émane.

En ce qui concerne l'interdiction que L .. prétend im-

poser aux fermiers de l'Etat d'accoler au nom d'Hauterive, celui de Vichy ;

Attendu que la Source d'Hauterive a été comprise dans la concession faite aux fermiers des Sources de Vichy ; que loin de contrevenir à la volonté de l'administration les fermiers ne font que s'y conformer en exprimant par le rapprochement des mots Hauterive et Vichy que la Source d'Hauterive est considérée comme une dépendance de l'Etablissement thermal de Vichy ;

. . . .

La Cour, statuant, tant sur l'appel principal que sur l'appel incident et par jugement nouveau :

. . . .

4° Fait défense à L... d'accoler le nom de Saint-Yorre à celui de Vichy et en conséquence de désigner dans ses annonces et factures, Saint-Yorre, sous le nom de *Saint-Yorre-Vichy* ou de *Saint-Yorre lès-Vichy* ; réserve à statuer sur l'autorisation demandée par L... de désigner Saint-Yorre sous le nom de *Saint-Yorre Bassin de Vichy*, jusqu'à ce que l'arrêté du 9 juin 1855 ait été interprêté par le Ministre de qui il émane ;

5° Rejette la demande de L..., tendant à empêcher la Compagnie fermière des Sources de Vichy d'accoler, dans ses annonces, le nom de Vichy à celui d'Hauterive.

La Cour de Riom, comme le Tribunal civil de Cusset, basait donc sa décision sur un Arrêté ministériel du 9 juin 1855 qu'il importe de connaître dans son entier. Le voici textuellement copié :

Le Ministre, secrétaire d'Etat au département de l'Agriculture, du Commerce et des Travaux publics ;

Vu l'ordonnance du 18 juin 1823 sur le service des Eaux minérales ;

Vu la lettre de M. le Préfet de l'Allier, en date du 7 février 1854 ;

Vu le rapport adopté par l'Académie impériale de médecine, dans sa séance du 24 avril 1855 ;

Sur le rapport du chef de la Division du Commerce Intérieur.

ARRÊTE :

Art. 1er.

Les propriétaires des Sources minérales de Saint-Yorre, département de l'Allier, ou leurs ayant cause, sont autorisés à livrer ces sources au public, sous les conditions suivantes :

Ils devront, sous peine du retrait immédiat de l'autorisation, s'abstenir d'accoler dans leurs avis, annonces, prospectus, factures ou autres pièces, le nom de Saint-Yorre à celui de Vichy, ces deux communes n'ayant aucun rapport entre elles, et n'étant pas même limitrophes.

Les exploitants devront, en outre, se conformer aux règlements sur le service des Eaux minérales, notamment à l'obligation de se soumettre à l'inspection médicale et au paiement du traitement de l'Inspecteur s'il y a lieu.

Art. 2.

M. le Préfet du département de l'Allier est chargé de l'exécution du présent arrêté.

Paris, le 9 juin 1855.

Signé : E. ROUHER.

Le 13 juin 1862, intervenait, à propos de l'arrêté ci-dessus, la décision suivante :

Le Ministre, secrétaire d'Etat au département de l'Agriculture, du Commerce et des Travaux publics ;

Vu l'arrêté ministériel du 9 juin 1855, autorisant

l'exploitation de Sources minérales à Saint-Yorre, département de l'Allier ;

Vu les pièces et les divers documents transmis par le Préfet de l'Allier, desquels il résulte que les Sources minérales que cet arrêté entendait autoriser, et qui étaient indiquées comme existantes dans le champ Gamet, n'ont pu être captées ;

Considérant que, dès lors, l'autorisation dont il s'agissait est devenue sans objet, et qu'il importe dans l'intérêt de la santé publique d'empêcher les abus auxquels elle donne lieu ;

Vu l'article 2 de l'ordonnance règlementaire du 18 juin 1823 ;

Sur le rapport du Conseiller d'Etat, secrétaire général du Ministère et du Directeur du Commerce Intérieur,

Arrête :

Art. 1er.

Est rapporté l'arrêté susvisé du 9 juin 1855.

Art. 2.

Le Préfet de l'Allier est chargé de l'exécution du présent arrêté.

Paris, le 13 juin 1862.

Signé : E. ROUHER.

Ainsi, au lieu d'interpréter, comme le lui demandait la Cour de Riom, son arrêté du 9 juin 1855, le Ministre de qui il émanait, se contentait de le rapporter : la question, de cette façon, était donc définitivement réglée, puisque, alors, l'exploitation des Sources de Saint-Yorre devait cesser immédiatement.

Quelques mois plus tard un nouvel arrêté d'autorisation permettait de reprendre cette exploitation qui, si elle avait été interrompue en *droit*, ne l'avait jamais été en *fait*.

Cet arrêté était ainsi conçu :

Le Ministre, secrétaire d'Etat au département de l'Agriculture, du Commerce et des Travaux publics ;

Vu les demandes formées par le sieur L..., tendant à obtenir l'autorisation d'exploiter, pour l'usage médical, les trois Sources minérales qu'il possède dans la commune de Saint-Yorre, département de l'Allier ;

Vu le rapport des ingénieurs des Mines et du Préfet du département ; l'avis de l'Académie Impériale de Médecine du 26 septembre 1862 ; l'avis du Conseil général des Mines du 26 décembre suivant ;

Vu l'ordonnance règlementaire du 18 juin 1823 et le décret du 28 janvier 1860 ;

Sur le rapport du Conseiller d'Etat, secrétaire général et du Directeur du Commerce Intérieur ;

Arrête ce qui suit :

Art. 1er.

Le sieur L... est autorisé à exploiter et à livrer au public, sous les conditions énoncées aux articles ci-après, les eaux des trois sources minérales qu'il possède dans la commune de Saint-Yorre, département de l'Allier et qui sont désignées sous les noms de Sources du *Nord*, du *Milieu* et du *Puits foré*.

Art. 2.

Dans le cas ou le permissionnaire voudrait exécuter de nouveaux travaux pour l'aménagement de ces sources, il devra en avertir, un mois au moins à l'avance, le Préfet du département.

Art. 3.

Le permissionnaire est tenu de s'abstenir, sous peine du retrait de l'autorisation d'accoler dans ses annonces, prospectus, factures ou autres pièces, le nom de Vichy, à celui de Saint-Yorre, ces deux communes n'ayant aucun rapport entre elles.

Art. 4.

Le permissionnaire est également tenu de se conformer aux lois, décrets, ordonnances et règlements existants ou à intervenir touchant la possession ou l'exploitation des sources d'Eaux minérales. Il acquittera notamment, le cas échéant, les sommes applicables au service de l'Inspection médicale.

Art. 5.

Le Préfet du département de l'Allier est chargé de l'exécution du présent arrêté.

Paris, le 30 janvier 1863.

Signé : E. ROUHER.

Cette autorisation était, par son article 3, aussi restrictive que celle du 9 juin 1855 ; dès lors l'arrêt de la Cour de Riom du 20 août 1860 devait ressortir son plein effet, c'est-à-dire qu'il était interdit à L... d'accoler sur ses étiquettes, prospectus ou factures le nom de *Vichy* ou de *Bassin de Vichy* à celui de *Saint-Yorre* et par conséquent de vendre ses eaux minérales qui jaillissaient dans cette dernière commune sous le nom générique d'*Eau de Vichy* ou d'*Eau du Bassin de Vichy*.

L... introduisit en 1864 un recours au Conseil d'Etat contre les *dispositions prohibitives* de l'article 3 de l'arrêté ministériel du 30 janvier 1863 et le décret suivant des 11-29 août 1865 lui donna gain de cause :

Napoléon par la grâce de Dieu et la volonté nationale, Empereur des Français,

A tous présents et à venir, salut.

Sur le rapport de la section du Contentieux,

Vu les requêtes sommaires et ampliatives, présentées pour le sieur L., pharmacien demeurant à Vichy (Allier) ; les dites requêtes enregistrées au secrétariat de la section du Contentieux de notre Conseil d'Etat les 27 Février et 14 Mai 1864 et tendant à ce qu'il nous plaise annuler, pour excès de pouvoir, l'article 3 d'un arrêté, en date du 30 Janvier 1863, par lequel notre Ministre de l'Agriculture du Commerce et des Travaux Publics a autorisé le sieur L... à exploiter pour un usage médical les sources d'eau minérale qu'il possède dans la commune de Saint-Yorre ; ledit article enjoignant au permissionnaire de s'abstenir, sous peine de retrait de l'autorisation, d'accoler, dans ses annonces, prospectus, factures ou autres pièces le nom de *Vichy* à celui de *Saint-Yorre*, par les motifs que la dénomination d'*Eau de Vichy* peut être donnée à toutes les sources situées dans le *Bassin minéral de Vichy* : que la défense faite au sieur L... par notre Ministre ne saurait être fondée sur l'intérêt de la santé publique, puisqu'il est avéré que l'eau des Sources de Saint-Yorre a la même composition chimique et le même effet médical que les autres eaux de Vichy ; que cet intérêt exige, au contraire, que chaque source d'eau minérale soit désignée non seulement par son nom particulier, mais encore par le nom générique du Bassin commun ; que la prohibition imposée au requérant par l'administration a eu uniquement pour but d'éviter aux fermiers des sources de l'Etat les dangers de la concurrence et ceux d'une demande judiciaire en suppression de nom ou de marque, et qu'ainsi notre Ministre a excédé la limite des pouvoirs de police qui lui sont conférés par les lois sur la matière ;

Vu l'arrêté pris par notre Ministre le 30 Janvier 1863, notamment l'article 3 ;

Vu les observations de notre dit Ministre en réponse à la communication qui lui a été faite des requêtes ci-dessus visées, les dites observations enregistrées comme ci-dessus le 9 Mars 1865 et tendant au rejet du pourvoi ;

Vu le mémoire en réplique enregistré comme ci-dessus le 20 Mai 1865 par lequel le sieur L... soutient notamment que la Compagnie fermière de Vichy vend sous le nom d'*Eau de Vichy* l'eau de la source d Hauterive située hors Vichy et dans un autre arrondissement et déclare persister dans ses conclusions et demande en outre la condamnation de l'Etat aux dépens ;

Vu les autres pièces produites et jointes au dossier ;

Vu la loi des 16-24 Août 1790, titre XI, l'ordonnance royale du 18 Juin 1823 portant règlement sur la police des eaux minérales ; la loi du 14 Juillet 1856 sur la conservation et l'aménagement des sources d'eaux minérales et notre décret du 28 Janvier 1860 portant règlement d'administration publique sur les établissements d'eaux minérales naturelles ;

Ouï M. Cottin, maître des requêtes en son rapport ;

Ouï M. L'Hôpital, maître des requêtes, commissaire du Gouvernement en ses conclusions ;

Considérant qu'en prescrivant au sieur L... de s'abstenir de faire figurer d'une manière quelconque le nom de Vichy en même temps que celui de St-Yorre sur ses affiches, prospectus, factures ou autres pièces, notre Ministre de l'Agriculture, du Commerce et des Travaux Publics a excédé la limite des pouvoirs qui sont conférés à l'administration par les lois et règlements ci-dessus visés ;

Notre Conseil d'Etat au Contentieux entendu :

Avons décrété et décrétons ce qui suit :

Article Premier.

L'article 3 de l'arrêté de notre Ministre, en date du 30 Janvier 1863, est annulé.

ARTICLE 2.

Les conclusions du sieur L..., à fin de dépens, sont rejetées.

ARTICLE 3.

Notre Garde des Sceaux, Ministre Secrétaire d'Etat au département de la Justice et des Cultes, et notre Ministre Secrétaire d'Etat au département de l'Agriculture, du Commerce et des Travaux Publics sont chargés, chacun en ce qui le concerne, de l'exécution du présent décret.

Approuvé, le 29 Août 1865.

Signé : **NAPOLÉON.**

Ainsi, par ce décret, toute la partie de l'arrêt du 20 Août 1860 de la Cour d'appel de Riom, interdisant, pour la vente des Eaux minérales jaillissant à Saint-Yorre, d'accoler au nom de cette commune celui de *Vichy*, devint fatalement caduque et dans la suite, ces eaux minérales de Saint-Yorre, quel que soit leur nom particulier, que ce soient les eaux dont L... était propriétaire ou bien celles des *Sources Reignier, Grande-Source* et *Lavergne*, furent ordonnées par le monde médical et livrées au Commerce et au public sous le nom *d'Eau de Vichy*, d'*Eau minérale naturelle de Vichy* ou d'*Eau minérale du Bassin de Vichy*.

Cependant, cette question de nom générique qui semblait définitivement réglée par le décret des 11-29 Août 1865 était reprise, en 1875, devant le Tribunal de Cusset jugeant consulairement par la Compagnie Fermière de l'Etablissement thermal de Vichy contre les époux B... propriétaires de l'Etablissement thermal des sources Sainte-Marie et Elisabeth à Cusset. Dans son jugement du 29 Juillet ce Tribunal disait:

Attendu, en ce qui concerne le second groupe de griefs articulés par la Compagnie demanderesse, qu'ils sont comme les précédents suffisamment justifiés ; qu'à tort, en premier lieu, le produit des défendeurs est intitulé par eux : *Eaux de Vichy* sans aucune adjonction venant atténuer ce que cette désignation renferme d'absolu ;

Qu'ils invoquent, vainement, pour s'attribuer le droit d'agir comme ils l'ont fait une opinion scientifique et une décision du Conseil d'Etat ;

Que le point de savoir si toutes les sources exploitées dans un certain rayon sont alimentées par une seule et même nappe souterraine s'étendant sur toute la contrée à laquelle on pourrait donner le nom générique de *Bassin de Vichy*, n'a rien à faire dans une discussion restreinte à des questions d'usage et de bonne foi commerciale ;

Que pour la masse des consommateurs peu ou point au courant des problèmes théoriques dont la solution ne leur importe aucunement, les eaux de Vichy sont celles que vend la Compagnie fermière connue partout en France comme à l'étranger ;

Qu'à ce titre il est licite pour elle de livrer sous une dénomination unique l'eau de toutes les sources qui rentrent dans son exploitation, alors qu'elles n'émergeraient pas dans l'enceinte même de Vichy, tandis que le même motif interdisait au sieur B..., tout en conservant s'il lui plaisait le mot de *Vichy* comme indication de genre, de mettre son produit dans la circulation sans le spécialiser par une addition indiquant le lieu précis de sa provenance ;

Que l'arrêt du Conseil d'Etat du 29 août 1865 décide

simplement que le Ministre de l'Agriculture a excédé ses pouvoirs en prescrivant au sieur L... de s'abstenir de faire figurer d'une manière quelconque le nom de *Vichy* en même temps que celui de *Saint-Yorre* sur ses affiches et autres pièces, mais que sans nul doute il eut statué différemment si, comme les époux B..., L... se fut borné à insérer sur ses bouteilles ou prospectus le nom seul de Vichy :

. . . .

Par ces Motifs

Le Tribunal jugeant consulairement et en premier ressort :

. . . .

Dit qu'à l'avenir les époux B..., seront tenus de faire précéder le mot *Vichy*, lorsqu'ils le feront figurer comme indication de la provenance des produits de leur établissement thermal, soit sur la capsule de plomb ou l'étiquette de leurs bouteilles, soit sur leurs boites de pastilles ou le plomb qui y est appendu, de ces mots ; *Cusset près.....* en caractères de même grosseur et aussi apparent que le mot *Vichy*.

La Cour d'appel de Riom répondit à ce jugement qui interdisait pour la vente des Eaux de Cusset l'emploi de l'appellation *Eau de Vichy*, nom sous lequel se débitait couramment alors les Eaux minérales jaillissant à Saint-Yorre, à Hauterive et à Cusset même, (source Mesdames), par un arrêt du 10 janvier 1876 qui, très équitablement remettait les choses en place.

Attendu, y lit-on, que les appelants (les époux B...) ont récemment fait procéder à un tirage d'étiquettes de bouteilles en modifiant sur divers points les précédents et qu'ils en demandent la consécration à la Cour ;

Or, attendu que ce nouveau modèle présente comme

l'ancien, le mot *Vichy* imprimé en vedette au milieu et au sommet du libellé, avec les mêmes caractères typographiques que ceux du mot semblable sur les étiquettes de la Compagnie intimée, que les motifs déduits au jugement et adoptés par la Cour, deviennent donc pleinement applicables à cet égard ; mais que d'ailleurs le mot *Vichy* autrement imprimé peut légitimement être conservé par les appelants dans leurs étiquettes ; qu'en effet la science hydrographique tend, de plus en plus, à faire reconnaitre l'unité d'origine des Eaux minérales du Bassin de Vichy qu'elles émergent ou non dans les limites de la commune de Vichy ; que par suite cette formule : *Eau minérale naturelle de Vichy*, n'a rien que d'admissible quant aux sources de Sainte-Elisabeth et Sainte-Marie pourvu qu'elle soit imprimée tout entière en une seule ligne sans détacher le mot *Vichy* des précédents, que d'autres part la vague généralité de cette indication trouvera son correctif nécessaire et suffisant, dons la spécialisation immédiatement au-dessous des sources dont il s'agit ;

Attendu néanmoins que la dénomination complexe de *Cusset-Vichy* ne saurait être maintenue, que le nom de *Vichy* ayant été ci-dessus admis comme élément d'une première annonce, sa répétition par adjonction à celui de Cusset, après la désignation des sources devient non seulement inutile, mais ambigüe, qu'il convient de substituer à cette énonciation défectueuse cette simple précision typographique : *Cusset près Vichy*;

. . . .

Par ces Motifs :

. . . .

Donne acte aux dits époux B... de ce qu'en faisant faire un nouveau tirage d'étiquettes, ils ont apporté à l'ancienne étiquette les modifications portées sur le modèle imprimé, par eux présenté à la Cour.

Statuant sur ces nouvelles conclusions :

Ordonne : 1° que le mot Vichy imprimé seul, en vedette, avec le même caractère typographique que sur les étiquettes de la Compagnie, sera désormais ajouté uniformément sur une seule et même ligne à cette annonce : *Eau minérale naturelle de*..................

2° Que les mots unis *Cusset-Vichy* placés au-dessous de *Source Elisabeth* et *Sainte-Marie* seront remplacés par ceux-ci : *à Cusset près Vichy.*

Quelques années après, la troisième Chambre du Tribunal civil de la Seine saisie, par la *Compagnie Fermière de l'Etablissement Thermal de Vichy* d'une instance contre la *Compagnie propriétaire des Eaux minérales naturelles de Vichy (Sources Elisabeth et Sainte-Marie, à Cusset près Vichy)* adopta la théorie juridique de la Cour d'appel de Riom et jugea, comme suit, le 19 Janvier 1881 :

Attendu, sans doute, que l'usage a été admis et pratiqué dès l'origine par la Compagnie Fermière, laquelle au surplus jouissait à cette époque d'une sorte de monopole effectif, de donner le nom générique d'*Eaux de Vichy* à toutes les sources qui sans être situées sur cette commune même, mais possédant des qualités thérapeutiques identiques ou analogues, émergent de la même région hydrographique que l'on peut ainsi appeler dans son ensemble *Bassin de Vichy ;*

....

PAR CES MOTIFS,

Le Tribunal jugeant en premier ressort

....

Ordonne que dans le mois de la signification du présent jugement, la Compagnie défenderesse au principal sera tenue de formuler comme il suit sa dénomination sociale : *Compagnie propriétaire des Sources Eli-*

sabeth et Sainte-Marie à Cusset près Vichy (Allier) : *Eaux minérales naturelles de Vichy (Allier)* ;

. . . .

Ordonne, enfin, qu'elle devra dans le même délai : 1° apposer sur les étiquettes des bouteilles à débiter désormais par elle les mots : *Eaux de Vichy* et les mots : *à Cusset près Vichy*, en caractères identiques comme hauteur et épaisseur et les mots intermédiaires : *Sources Elisabeth et Sainte-Marie*, en caractères d'une forme et dimension de moitié au moins.

De même que l'arrêt de la Cour de Riom de 1876 n'avait pas été entrepris devant la Cour de Cassation, ce jugement ne fut pas frappé d'appel. Donc les eaux minérales jaillissant à Cusset, peuvent, indiscutablement, s'appeler *Eaux minérales naturelles de Vichy*.

La Compagnie Fermière de l'Etablissement Thermal de Vichy avait, jusque là, seule *donné* dans les divers procès ou elle avait essayé, sans succès il est vrai, d'obtenir, à son profit, la *monopolisation* du nom de *Vichy*. En 1892, l'Etat, en personne, intervient devant le Tribunal civil de Gannat dans une instance entamée contre un sieur R.., propriétaire d'une Source à Hauterive, à l'effet de faire décider, en tant que propriétaire des sources affermées à la Compagnie Fermière de l'Etablissement Thermal de Vichy, que R... n'a pas le droit de se servir du mot *Vichy* pour désigner ou qualifier l'eau de sa source d'Hauterive et qu'il n'a pas le droit par conséquent de livrer l'eau de cette source sous le nom d'*Eau de Vichy*.

Le 30 Juin 1892 ce Tribunal de Gannat décidait :

En ce qui concerne l'emploi que le sieur R... a fait du mot Vichy *sur ses étiquettes, ses prospectus et sur ses capsules :*

Sur l'intervention de l'Etat,

Attendu qu'elle est recevable en la forme ;

Au fond,

Attendu que les principes généraux consacrés au point de vue pénal par la loi de 1824 sont applicables à toutes les indications de provenance en matière civile ;

Attendu qu'il est certain que l'Etat peut revendiquer la propriété du nom de *Vichy* comme résidant ;

Mais attendu qu'il y a à se demander si la propriété de ce nom qui n'est pas dans le domaine public et n'appartient pas exclusivement à l'Etat ne peut pas être revendiqué par R... en vertu de circonstances particulières invoquées par lui ;

Attendu que si bien le nom d'une ville ne peut pas être employé par les habitants des communes voisines il en est autrement quand ce nom est devenu par l'usage celui de tout un pays au point de vue de certaine production ; qu'il a été jugé toutefois que ce nom ne peut être employé de manière à faire prendre comme siège de l'Etablissement, la ville où il n'est pas situé dans le but de faire à un fabricant ou à un producteur de cette ville une concurrence abusive ;

Attendu que ces mêmes principes et appréciations de fait peuvent s'appliquer aux eaux thermales ;

Attendu qu'il est incontestable que Vichy a donné son nom à une partie des plaines ou vallées remarquables par leurs trésors hydrominéralogiques ; que cela résulte des études faites sur les Eaux minérales de Vichy par de nombreux hydrologues ; que le Docteur Constantin Paul, dans un rapport du 15 juillet 1890, à l'Académie de Médecine, dit notamment en parlant de certaines sources, entr'autres des sources d'Hauterive « de l'Etat et du sieur R... » : qu'elles doivent être alimentées pas une même nappe circulant dans une couche perméable ; que M. Bouquet, dans un volume « *Histoire chimique des Eaux de Vichy* », ouvrage entrepris sous les auspices de l'administration supérieure en 1855, admet, aussi, l'existence du *Bassin de Vichy* ; que l'on trouve la même opinion dans les ouvrages de M. le Docteur Durand-Fardel, président honoraire de la Société d'hydrologie de Paris, et dans une brochure publiée par la Compagnie Fermière intitulée : « *Etude médicale sur les Eaux de Vichy* » ; qu'il est non moins certain que les chimistes hydrologues qui ont traité la question, entre autres le Docteur Audhoui et M. Bouquet se sont prononcés catégoriquement sur l'identité de composition et de propriété des eaux des sources du Bassin de Vichy, dont fait partie Hauterive, malgré les différences existant entre elles au point de vue de la température et que l'usage s'est établi depuis très longtemps dans le monde savant et le monde commercial de qualifier « *Eaux de Vichy* » toutes les eaux du Bassin ;

Attendu que cette opinion paraît avoir été adoptée par la Cour d'appel de Riom et par le Conseil d'Etat qui reconnaissent, en effet, dans un arrêt du 10 janvier 1876 et un décret des 11-29 août 1865, rendus relativement aux sources Elisabeth et Sainte-Marie, situées à Cusset et à la source L... située à Saint-Yorre, l'unité d'origine des *Eaux du Bassin de Vichy*, que ces sources, ajoute la Cour, émergent ou non dans les limites de la commune même de Vichy ;

. . . .

PAR CES MOTIFS :

Le Tribunal jugeant en premier ressort.

. . . .

Sur l'intervention de l'Etat,
La déclare recevable en la forme ;
Au fond l'en déboute.

Dit que R... est autorisé à se servir du mot *Vichy*, mais comme indication générique seulement.

En conséquence.

Dit que R.. sera tenu : 1° d'imprimer au sommet de ses étiquettes, s'il lui plaît, le mot *Vichy* mais en l'ajoutant uniformément sur une même ligne à cette annonce : *Eau minérale naturelle*....................

Ce jugement, signifié par R... à l'Etat, ne fut pas, par lui, frappé d'appel ; il a donc, à son égard, *force de chose jugée*.

III.

Telle est la jurisprudence que l'Etat avait contre lui en 1894, au moment ou il décidait d'intervenir dans de nouveaux procès qui semblaient surtout engagés, par son fermier, pour tenir la promesse qu'avait faite, en son nom, son avocat, Me Liouville, dans sa plaidoirie de 1892, à Gannat.

Donc, en vertu de cette jurisprudence si constante, en vertu du Décret impérial des 11-29 août 1865, de l'arrêt de la Cour d'appel de Riom du 10 janvier 1876 ; du jugement du Tribunal civil de la Seine (3e Chambre) du 19 janvier 1881 et de celui du Tribunal civil de Gannat du 30 juin 1892, toutes les Eaux minérales du Bassin de Vichy, jaillissant tant à Vichy, qu'à Saint-Yorre, Cusset et Hauterive se vendaient partout, en

France comme à l'Etranger, sous le nom générique d'*Eau minérale naturelle de Vichy* ou d'*Eau minérale naturelle du Bassin de Vichy*.

IV.

C'est alors, comme le disait dans ses conclusions M. le Substitut Cabat, que la Compagnie Fermière des Eaux de Vichy voulut frapper un grand coup. Par un expédient de procédure elle parvint à arracher les victimes qu'elle avait choisies à leurs juges naturels, ceux de Cusset et de Gannat et à les amener à Paris, devant la première Chambre du Tribunal civil de la Seine pensant que, peut être, en changeant de milieu, en changeant de juridiction, elle arriverait aussi à changer la jurisprudence. Le 8 juin 1893, l'Etat intervenait au procès prétendant que propriétaire à Vichy de sources minérales exploitées par la Compagnie Fermière de l'Etablissement Thermal de Vichy, il avait intérêt à empêcher qu'il fut porté atteinte à la juste notoriété de ses eaux par l'attribution de la même dénomination à des eaux provenant d'une autre localité.

Le 13 février 1894 une nouvelle intervention, celle de l'*Union des Propriétaires et Concessionnaires d'Eaux minérales*, se produisait aussi. Celle-ci concluait à ce qu'il plaise au Tribunal :

Dire que c'est sans droit et abusivement que les défendeurs se servaient de la dénomination de *Vichy* pour désigner l'eau des Sources dont ils étaient propriétaires, leur faire défense en conséquence de faire usage de la dénomination de *Vichy* sur leurs prospectus, étiquettes et généralement sur tous documents de leur commerce, leur faire défense de vendre ces eaux sous la dénomination d *Eau de Vichy*, etc., etc.

D'un côté de la barre se trouvait, pour les demandeurs, Mes Martin-Feuillée, Waldeck-Rousseau, Pouillet, Pourquery de Boisserin : de l'autre côté Mes Huart, Labussière, Michel Pelletier et Vallé !

« Vous reconnaîtrez aux défendeurs, Mes-« sieurs, » disait dans sa péroraison le Ministère public, « le droit de se dire propriétaires et ex-« ploitants d'eaux pouvant être qualifiées d'*Eaux* « *de Vichy*. Vous direz, comme vos collègues « de la troisième Chambre, que l'usage a été « admis et pratiqué dès l'origine par la Compa-« gnie Fermière, de donner le nom générique « d'*Eau de Vichy* à toutes les sources qui sans « être situées dans cette commune de Vichy « même, émanent de la même région hydrolo-« gique qu'on peut appeler, dans son ensemble « le *Bassin de Vichy*. Et, en ce faisant, vous « aurez sagement statué, en fait comme en « droit. »

Le 8 mai 1894, conformément à ces conclusions, le Tribunal statuait sagement ; il disait :

Attendu, que l'Etat propriétaire à Vichy de sources exploitées par la Compagnie Fermière, intervient dans l'instance pour faire juger que les propriétaires de sources qui émergent à Vichy ont seuls la propriété exclusive du nom de cette localité et que Reignier n'a pas le droit d'en faire usage pas plus que la Compagnie Fermière pour l'exploitation de sources situées dans d'autres communes ; que cette intervention régulière en la forme est recevable, l'intérêt de l'Etat dans le débat qui s'agite étant manifeste ;

Attendu que l'*Union des propriétaires et concessionnaires d'Eaux minérales* dont le siège social est à Paris, intervient également dans l'instance pour appuyer la réclamation de la dite Compagnie, en ce qui concerne l'usage que font les défendeurs de la dénomination de *Vichy* ;

Attendu que ce Syndicat, envisagé comme personne morale, ne peut éprouver un préjudice quelconque, à raison des faits reprochés à Reignier ; qu'en réalité sa demande a pour but de prendre la défense de l'un de ses membres, la Compagnie Fermière de l'Etablissement Thermal de Vichy, que son intervention doit donc être écartée en vertu de la maxime *pas d'intérêt, pas d'action*, et par application de la règle que *nul en France ne plaide par procureur* ;

Au Fond :

. . . .

Sur le nom de Vichy : Attendu que la Ville de Vichy est le centre d'une région hydrographique, connue sous le nom, plus ou moins exact au point de vue scientifique de *Bassin de Vichy* ou prennent naissance des Eaux alcalines ayant les mêmes principes minéraux sauf de légères différences de dosage et possédant des qualités thérapeutiques, identiques ou analogues ; *que depuis longtemps l'usage s'est répandu dans le monde savant et dans le monde commercial, d'emprunter le nom de cette localité pour désigner toutes les eaux minérales de la région, que ce nom ne saurait donc faire l'objet d'un droit exclusif pour les eaux qui émergent dans les limites admi-*

nistratives de la commune de Vichy et qu'il serait excessif de faire défense à Reignier *dont la source jaillit à Saint-Yorre, dans le canton de Vichy, d'employer d'une manière quelconque le nom de* Vichy *sur ses étiquettes et sur ses capsules.*

....

Par ces Motifs,

Reçoit le Ministre de l'Intérieur, représentant l'Etat, intervenant ;

Déclare l'*Union des propriétaires et concessionnaires d'Eaux minérales* non recevable en son intervention.

....

Dit que s'il plaît à Reignier d'employer le mot Vichy pour donner à l'eau de sa source un nom générique, il mettra sur son étiquette la formule suivante : « *Eau minérale naturelle du Bassin de Vichy Source Reignier, Saint-Yorre-près-Vichy.* »

Ce jugement, qui ne faisait que confirmer la jurisprudence de la Cour d'appel de Riom, du Tribunal de Gannat, et celle de la troisième Chambre du Tribunal civil de la Seine, fut accepté par *toutes les parties* en cause, aussi bien par l'Etat, par la *Compagnie Fermière de l'Etablissement Thermal de Vichy*, par *l'Union des propriétaires et Concessionnaires d'Eaux minérales* que par les différents défendeurs.

Régulièrement signifié, il n'en fut pas appelé et, par suite il acquit donc, pour les parties entre lesquelles il avait été rendu *force de chose jugée.*

V.

En 1895, la *Compagnie Fermière de l'Etablissement Thermal de Vichy* trouva moyen de faire revenir à la barre de la Première Chambre du Tribunal civil de la Seine cette question d'appellation commerciale « Eau de Vichy » à propos d'un produit exploité par la Société Générale d'Eaux minérales naturelles du Bassin de Vichy et du Centre de la France, l'*Eau purgative de Vichy* ou *Vichy-Purgatif*. Elle soutenait que cette Société Générale du Bassin de Vichy abusait, contrairement aux dispositions contenues dans le jugement du 8 mai 1894 du nom de *Vichy* pour désigner un produit par elle appelé « Eau purgative de Vichy » ou « Vichy Purgatif » ; que cette appellation répandue dans le public, tant par les étiquettes des bouteilles que par des brochures ou prospectus était de nature à tromper l'acheteur et à lui faire supposer que l'eau en question provenait des sources jaillissant à Vichy même, exploitées par la Compagnie Fermière ; qu'il en résultait pour le public une confusion regrettable et vis à vis de la Compagnie Fermière l'abus du nom de *Vichy* appliqué à des produits industriels dont la vente pouvait nuire à la bonne réputation des Eaux de la Compagnie Fermière ; qu'en conséquence la Société Générale du Bassin de Vichy avait, en employant sur des bouteilles d'Eau purgative le nom de *Vichy*, commis à l'égard de cette Compagnie Fermière des actes de concurrence déloyale.

Le 26 mars 1895, la Première Chambre du Tribunal civil de la Seine répondait à cette nouvelle édition des prétentions des fermiers de l'Etat, par un jugement où on lit :

Attendu que la Compagnie Fermière soutient encore que la Société Générale abuse du nom de Vichy pour désigner un produit par elle appelé : « Eau purgative de Vichy » ou « Vichy purgatif » ; que suivant elle, cette appellation est de nature à faire supposer que l'eau en question provient des sources jaillissant à Vichy et exploitées par la Compagnie Fermière ; mais attendu que le mot *purgatif* ou *purgative* suffit à différencier le produit composé dont il s'agit des Eaux naturelles de Vichy alors surtout que la Compagnie Fermière ne fabrique aucun produit similaire ;

. . . .

PAR CES MOTIFS,

. . . .

Dit que la Société Générale pourra vendre l'eau purgative par elle fabriquée sous le nom de *Vichy-Purgatif* ou sous celui d'*Eau Purgative de Vichy* ces mots étant écrits sur une même ligne et en caractères identiques.

Après signification, il ne fut pas appelé de ce jugement ; il a donc, lui aussi, *force de chose jugée*.

VI.

Il restait à la Compagnie Fermière de Vichy une dernière chance à tenter, une dernière campagne à entreprendre. Elle n'avait eu affaire, jusqu'alors, qu'aux propriétaires de sources du Bassin de Vichy, auxquels elle n'avait pu arracher le droit à l'usage du nom de *Vichy ;* peut-être serait-elle plus heureuse avec les limonadiers, restaurateurs et épiciers de province qui vendent au détail les eaux de ces sources ? Peut-être leur timidité, leur crainte des procès ou leur ignorance de la question aidant, pourrait-elle en avoir facilement raison, et regagner, ainsi, quelques pouces du terrain perdu ? Cette tentative devait tourner, plus encore que les précédentes, à sa confusion.

Ce fut Lyon qu'elle choisit pour théâtre de ses derniers exploits..... d'huissier.

Pourquoi Lyon ?

Sans doute, parce que les Eaux de Vichy, et en particulier les Sources *Lavergne, Reignier, Grande-Source, Hauterive-Globe* et autres de la *Société Générale du Bassin de Vichy*, y sont très appréciées et d'un usage courant aux tables des restaurants et même des cafés.

Dans la plupart de ces derniers établissements, les consommateurs ont pris l'habitude de mêler à leurs apéritifs des *quarts* de bouteilles de la *Société Générale du Bassin de Vichy*, ou d'autres Sources de Vichy, et ils ont baptisé ce mélange du nom de *Vermouth-Vichy*. La Compagnie Fermière jugea que c'était empiéter sur son domaine et entreprit de faire décider par la justice que les consommateurs lyonnais ne pourraient, à l'avenir, déguster leur apéritif favori qu'à la condition de le composer avec du *Vichy-Etat*.

Le 5 août 1895, trois personnages, ayant l'allure et l'apparence d'honnêtes consommateurs se présentaient dans trois des cafés les plus fréquentés de Lyon : dans le café Rajon, au Bar Américain, rue de la République, ensuite dans le Café de la Paix, tenu par M. Crozet, place Leviste, et enfin au café Dumoulin, l'ancien café Morel, place Bellecour. Les trois personnages appelaient le garçon et commandaient des *Vermouth-Vichy*. Quelques instants après le garçon revenait et servait ce qu'on lui avait demandé : il versait le vermouth et s'apprêtait à déboucher le *quart* de bouteille contenant l'eau minérale, lorsque l'un des trois Messieurs intervenant à ce moment lui disait : « Qu'est-ce que vous nous servez là ? » — « C'est un quart de Vichy ! » — « Comment ? un quart de Vichy ? Mais c'est un quart de *Lavergne* du Bassin de Saint-Yorre près Vichy ! Appelez le patron !!... » Le patron ou le gérant s'empressa d'accourir et, tout aussitôt, dépouillant son rôle de consommateur, l'huissier Ruffin, dépêché par la Compagnie Fermière de Vichy, et qui, pour cette besogne, s'était fait accompagner de deux témoins instrumentaires, déclinait ses nom et qualités, sortait de sa poche un papier timbré, orné du sceau de l'Etat, donnait lecture d'une ordonnance de M. le Président du Tribunal civil de Lyon, autorisant la Compagnie Fermière de Vichy à faire, conformément aux termes de la loi de 1857, des constats et des saisies descriptives chez différentes personnes, et enfin procédait à la saisie de la bouteille d'Eau minérale avec laquelle on voulait lui faire son *Vermouth-Vichy*, etc., etc.

Après la saisie, la poursuite.

Messieurs Rajon, Crozet et Dumoulin se voyaient assigner par la Compagnie Fermière devant le Tribunal de Commerce de Lyon, pour concurrence déloyale, usurpation du nom de Vichy, méconnaissance des prescriptions du jugement rendu le 8 mai 1894 par le Tribunal de la Seine, etc. etc, en 5,000 francs de dommages-intérêts et insertion du jugement à intervenir dans tous les journaux de Lyon.

Mais, Messieurs Rajon, Crozet et Dumoulin n'étant pas de composition facile, se défendirent hardiment, et obtinrent du Tribunal de Commerce, à la date du 20 décembre 1895, un jugement qui déboutait la Compagnie Fermière de sa nouvelle prétention avec dépens et insertions.

Voici ce jugement :

Attendu qu'il ressort tout d'abord des procès-verbaux

de saisies descriptions qu'il n'a été relevé aucune infraction aux obligations prescrites par les jugements du 8 Mai 1894 sur la forme libellée des étiquettes, et que les propriétaires de Saint-Yorre s'y étaient au contraire pleinement conformés ;

Que, par suite, le débat doit être limité au point de savoir si, pour se conformer au désir du consommateur qui demande du « Vermouth-Vichy », le cafetier ou débitant peut servir à la place de l'eau minérale rigoureusement originaire du territoire de Vichy, telle autre source classée dans le Bassin minéral de Vichy ;

Attendu que la Compagnie Fermière de Vichy conclut à la négative ;

Attendu qu'il y a lieu de remarquer qu'en suivant l'interprétation que donne la demanderesse elle-même à la jurisprudence qu'elle a obtenu sur la matière, le « Vermouth-Vichy », pour mériter ce nom, ne devait pas nécessairement se composer avec de l'eau lui appartenant, puisée dans ses propres sources à Vichy même, puisqu'il existe diverses sources jaillissant sur le territoire administratif de Vichy et qui n'appartiennent pas, cependant, à la Compagnie Fermière telles que les sources Dubois, Larbaud aîné, Lardy,...etc..., lesquelles auraient pu constituer un « Vermouth-Vichy » absolument inattaquable ;

Attendu que le « Vermouth Vichy » n'est point une spécialité ou un produit de la Compagnie Fermière et que c'est simplement une boisson de fantaisie imaginée par les consommateurs qui la composent au moment de l'absorber, et qui en varient les proportions suivant leur caprice et leur goût ;

Que cette boisson n'a aucun caractère médicinal ou thérapeuthique, que c'est une combinaison apéritive quelconque n'appartenant en propre à personne, et qu'en fait il est permis de dire qu'en la demandant sous cette appellation abrégée « Vermouth-Vichy », le consommateur n'entend préciser aucune source spéciale pour la dilution gazeuse et minérale qu'ils désirent ajouter au « Vermouth » ;

Qu'il y a tout lieu de croire qu'il laisse ainsi le champ libre au débitant de lui apporter toute eau minérale qui ne soit étrangère au Bassin de Vichy, à la condition qu'il n'y ait pas tromperie sur l'étiquette, c'est-à-dire que l'aspect et la forme du contenant désigne exactement le contenu ;

Attendu, d'ailleurs, que les jugements du 8 Mai 1894 qui servent de base à la procédure actuelle s'expriment comme suit dans une de leurs parties essentielles :

« 2° *Sur le nom de Vichy* :

« Attendu que la ville de Vichy est le centre d'une « région hydrographique connue sous le nom, plus ou « moins exact, au point de vue scientifique, de Bassin « de Vichy, où prennent naissance des eaux alcalines « AYANT LES MÊMES PRINCIPES MINÉRAUX, sauf de légères « différences de dosages, et POSSÉDANT DES QUALITÉS « THÉRAPEUTIQUES IDENTIQUES OU ANALOGUES. Que de- « puis longtemps l'usage s'est répandu dans le monde « savant et dans le monde commercial d'emprunter le « nom de cette localité pour désigner toutes les eaux « minérales de la région ; que *ce nom ne saurait donc « faire l'objet d'un droit exclusif pour les eaux qui « émergent dans les limites administratives de la com- « mune de Vichy* et qu'il serait excessif de faire défense « à X... dont la source jaillit à St-Yorre, dans le canton « de Vichy, d'employer d'une manière quelconque, le « nom de Vichy sur ses étiquettes et sur ses capsules. « Que, toutefois, l'abus qu'il fait de ce nom créé dans « le public une confusion regrettable, de nature à faire « croire que sa source émerge à Vichy même et porte « ainsi atteinte aux droits incontestables que l'Etat et « la Compagnie Fermière ont acquis par la célébrité « immémoriale des sources qui jaillissent à Vichy. Que « dans ces circonstances il est nécessaire de décider « que si X... veut continuer à se servir du mot de « Vichy pour donner à ses eaux un nom générique, « il devra adopter la formule suivante, qui ne prê- « tera plus à l'équivoque : Eau minérale naturelle du

« Bassin de Vichy — source X... à St-Yorre, près Vichy.
« *Attendu, en ce qui touche la Compagnie Fermière, qu'il « est juste de rendre à son égard une décision semblable « pour les sources de son exploitation, qui n'émergent pas « dans la commune de Vichy, car l'examen attentif de « ses affiches, prospectus et autres publications, démontre « de la façon la plus évidente, que son but est de faire « confondre ces sources avec celles qui, depuis des siècles « font le renom de Vichy et la valeur du domaine de « l'Etat, que, par suite, elle devra modifier les étiquettes « et les capsules qu'elle emploie pour la vente des eaux « jaillissant hors du territoire de Vichy, en remplaçant « les mots « Eau de Vichy » par les mots « Eau du Bassin « de Vichy » et en faisant suivre le nom de la source des « mots « près Vichy* ; »

Attendu qu'il résulte clairement de cette citation que le *Tribunal Civil de la Seine a voulu réglementer étroitement, à l'égard des tiers et de la Compagnie Fermière elle-même, l'emploi écrit du titre de « Vichy », mais qu'il n'a point voulu limiter le bénéfice qui peut-être légitimement tiré de l'analogie ou de l'identité consacrée par la science hydrologique aux eaux minérales qui viennent sourdre dans une contrée que le tracé superficiel d'une commune ne saurait avoir exactement délimitée, quant à l'origine*, parce que toutes ces eaux similaires prennent leur source dans un Bassin invisible dont il serait évidemment impossible de faire correspondre extérieurement la configuration souterraine ;

Que *dans tous les cas, les jugements dont s'agit ne peuvent avoir posé les mêmes règles à l'usage oral du mot « Vichy » et exiger que, dans la pratique courante, le consommateur qui veut d'autres Eaux que celles de l'Etat le demande très explicitement par une longue phrase alors que les unes et les autres se différencient complètement à première vue* ;

Attendu que la différenciation par le consommateur s'imposerait tout autant en ce qui concerne le domaine de la Compagnie Fermière qui possède plusieurs sources dont les emplois thérapeutiques sont variés ;

Attendu, au surplus, que suivant des procès-verbaux de constats dressés, l'un au siège de la Compagnie Fermière de Vichy à Paris, l'autre dans une de ses succursales à Bordeaux, il est établi que la Compagnie Fermière délivre aussi des Eaux du Bassin de Vichy, autres que les sources de l'Etat, lorsqu'on lui demande des eaux de Vichy à bon marché et que, dès lors, il serait excessif de se montrer plus exigeant et plus rigoureux à l'égard des cafetiers vendant le « Vermouth-Vichy » qu'à l'égard de la venderesse elle-même ;

Qu'il y a donc lieu de la renvoyer des fins de ses instances et de la condamner en tous les dépens ;

Sur la demande reconventionnelle :

Attendu que s'il n'appartient pas à notre juridiction d'apprécier l'usage fait par la Compagnie Fermière de l'ordonnance rendue par M. le Président du Tribunal Civil, il nous appartient de juger le préjudice commercial éprouvé par les défendeurs indûment accusés de concurrence déloyale ;

Attendu qu'il est équitable et nécessaire d'opposer à la publicité qui a précédé et entouré l'engagement de ce procès une mesure comportant une juste réciprocité ;

Attendu que les dépens sont à la charge de la partie qui succombe ;

Par ces Motifs :

Le Tribunal jugeant contradictoirement et en premier ressort sur les trois instances jointes,

Repousse les demandes de la Compagnie Fermière de Vichy contre Dumoulin, Crozet et Rajon, comme non justifiées et la condamne en tous les dépens sur la demande reconventionnelle ;

Autorise les défendeurs à faire publier, in-extenso, le présent jugement aux frais de la Compagnie Fermière de Vichy dans trois journaux de Lyon à leur choix, le coût de chaque publication ne devant pas dépasser trois cents francs.

Repousse toutes autres fins et conclusions des parties. Ainsi fait, jugé, et judiciairement prononcé. etc., etc.

Ajouter un commentaire quelconque à ce jugement serait, croyons-nous, en affaiblir la portée, écrasante pour la Compagnie Fermière de Vichy.

Il est vrai que, quelques jours après, elle était plus heureuse avec des épiciers de la ville de Lyon, notamment avec M. Varinard, contre qui elle obtenait, d'une autre Chambre du même Tribunal de Commerce, un jugement de condamnation.

Voici comment l'assignation de cette Compagnie Fermière à Varinard, suivant exploit de Ravel, huissier à Lyon, du 24 Juillet 1895, exposait les faits de cette nouvelle affaire :

Attendu que plusieurs jugements du Tribunal Civil de la Seine, rendus contradictoirement le huit mai mil huit cent quatre-vingt-quatorze, entre la Compagnie de Vichy, l'Etat français et les différents propriétaires de sources du Bassin de Vichy, ont, entre autres dispositions, interdit aux propriétaires de sources n'émergeant pas dans la commune de Vichy, de désigner leurs eaux sous le nom d' « Eaux de Vichy », aussi bien sur les étiquettes, capsules, emballages, etc., que sur les affiches, prospectus et autres moyens de publicité employés pour faire connaitre les sources en question et a enjoint auxdits propriétaires de ne plus désigner leurs sources à l'avenir que sous la rubrique : « Eau minérale naturelle du Bassin de Vichy », tout en leur permettant de faire suivre le nom du lieu d'émergeance des sources, des mots : « près Vichy », sans que le mot Vichy puisse être en vedette, mais au contraire à la condition expresse que la rubrique soit sur la même ligne et les lettres identiques et que les noms et lieu d'émergence de la source ainsi que les mots : « près Vichy » soient composés en caractères de la même grandeur ;

Attendu qu'il résulte, de ces jugements, qu'ils ont voulu interdire l'usurpation du nom de Vichy, et comme conséquence la vente, sous le nom d'Eau de Vichy, de l'Eau de toutes sources qui ne jailliraient pas à Vichy ;

Attendu que ces jugements ont depuis acquis l'autorité de la chose jugée et sont de notoriété publique, la Compagnie Fermière en ayant fait faire en conformité de leurs dispositifs la publication intégrale dans différents journaux de Paris et des départements ;

Attendu que si les agissements dont s'agit sont interdits aux propriétaires des sources, ils ne le sont pas moins aux marchands en gros et en détail des eaux de ces mêmes sources ;

Attendu que la Compagnie Fermière, ayant appris que le sieur Varinard, épicier à Lyon, Cours de la Liberté, 74, annonçait sur un tableau-pancarte, affiché à l'extérieur de son magasin de l'eau de Vichy, et qu'il vendait, sous ce nom, des sources qui n'en étaient pas, fit procéder le huit juillet mil huit cent quatre-vingt-quinze, en vertu d'une ordonnance rendue par Monsieur le Président du Tribunal Civil de Lyon, le quatre du même mois et suivant procès-verbal de l'huissier Ruffin, à la saisie descriptive des bouteilles d'eau vendues par le sieur Varinard, sous le nom d'Eau de Vichy ;

Attendu qu'il résulte dudit procès-verbal que l'eau annoncée, mise en vente et livrée à la consommation par Varinard, sous le nom de Vichy, est notamment de l'eau de la Source Lavergne à Saint-Yorre ; que les échantillons saisis de cette eau vendue au public sous le nom « d'eau de Vichy » ont été régulièrement déposés au greffe du Tribunal Civil de Lyon, le neuf Juillet même mois par procès-verbal de Ruffin ;

Attendu que ces agissements ont pour but de créer, et créent dans le public une confusion voulue, inévitable, de nature à faire croire que l'eau mise en vente a sa source à Vichy et portent ainsi atteinte, non seulement aux droits incontestables de la Compagnie Fermière, mais encore aux intérêts légitimes des marchands qui se sont immédiatement conformés aux dispositions des jugements précités ;

Attendu que ces faits qui constituent bien la concurrence déloyale la plus caractérisée, cause à la Compagnie Fermière un préjudice dont elle est en droit de demander une juste et légitime réparation ;

S'entendre le sieur Varinard déclarer coupable de concurrence déloyale et en conséquence condamner pour y être ensuite contraint par toutes les voies de droit, à payer à la Compagnie requérante la somme de cinq mille francs de dommages-intérêts pour le préjudice causé à ce jour par les agissements précités ;

Ordonner, à titre de dommages-intérêts, l'insertion du jugement à intervenir dans tous les journaux de Lyon aux frais du sus-nommé ;

S'entendre, en outre, le sieur Varinard, dès à présent condamner à payer à la Compagnie Fermière, la somme de mille francs pour chaque infraction qui serait constatée dans l'avenir à la charge de Varinard ;

S'entendre, le sieur Varinard, condamner à tous les dépens.

M. Varinard crut qu'il lui suffirait d'invoquer le jugement rendu le 20 décembre 1895, au profit de Messieurs Rajon, Crozet et Dumoulin, pour faire repousser la prétention de la Compagnie Fermière ; en quoi il se trompa, car la deuxième Chambre du Tribunal de Commerce, mal éclairée sur les faits, accueillit la demande de la Compagnie Fermière (réduite d'ailleurs à *un* franc de dommages-intérêts), par son jugement du 13 janvier 1896, ainsi conçu :

Attendu que par exploit en date du vingt-quatre juillet mil huit cent quatre-vingt-quinze, la Compagnie Fermière de l'Etablissement thermal de Vichy a fait assigner Varinard en paiement d'une somme de cinq mille francs à titre de concurrence déloyale ;

Secondo : l'insertion du jugement à intervenir dans tous les journaux de Lyon ;

Tertio : à payer à la Compagnie, mille francs pour chaque infraction ou contravention qui serait constatée dans l'avenir à la charge de Varinard ;

Attendu, en fait, que la Compagnie Fermière ayant appris que le sieur Varinard annonçait sur un tableau affiché à l'extérieur de son magasin qu'il vendait de « l'Eau de Vichy, » fit procéder le douze juillet mil huit cent quatre-vingt-quinze, en vertu d'une ordonnance sur requête de Monsieur le Président du Tribunal civil de Lyon, à la saisie description des bouteilles d'eau vendues par Varinard sous le nom « d'Eau de Vichy : »

Attendu qu'il résulte du procès-verbal sus-visé que l'eau annoncée, mise en vente et livrée à la consommation par Varinard est l'eau de la source Lavergne à Saint-Yorre ;

Attendu qu'il résulte des termes mêmes d'un jugement du Tribunal Civil de la Seine en date du huit mai mil huit cent quatre-vingt-quatorze, entre la Compagnie Fermière, l'Etat Français et différents propriétaires de sources du Bassin de Vichy, jugement qui a acquis la force de la chose jugée, qu'il est interdit aux propriétaires de sources n'émergeant pas dans la commune de Vichy de désigner leurs eaux sous le nom d'Eau de Vichy, aussi bien sur les étiquettes, capsules, emballages, que sur les affiches, prospectus et autres moyens de publicité ;

Attendu que le même jugement a enjoint aux-dits propriétaires de ne plus désigner leurs sources, à l'avenir, que sous la rubrique : Eau minérale naturelle du Bassin de Vichy, tout en les autorisant à faire suivre le nom du lieu d'émergence des mots : près Vichy, sans que le mot Vichy puisse être en vedette, mais, au contraire à la condition que la rubrique soit écrite sur la même ligne et en lettres identiques et de même grandeur ;

Attendu que ledit jugement enjoint les mêmes prescriptions à la Compagnie Fermière elle-même qui est propriétaire de sources jaillissant en dehors du territoire de la Commune de Vichy ;

Attendu que ce jugement, applicable aux propriétaires de sources, l'est, a fortiori, aux débitants ou détaillants de ces mêmes eaux;

Attendu qu'en offrant à la consommation, surtout au moyen d'écriteaux, pancartes, tableaux, les différentes eaux minérales dont le lieu d'émergence est situé en dehors des limites de la commune de Vichy, les débitants contreviennent aux prescriptions du jugement précité qui ordonne que l'appellation « d'Eau de Vichy » ne pourra être employée que pour celles jaillissant dans la commune de Vichy ;

Attendu qu'en agissant ainsi, les débitants causent un dommage à la Compagnie Fermière, puisqu'ils peuvent vendre, à l'aide de cette rubrique « Eau de Vichy », qui appartient à la Compagnie Fermière seule et pour une catégorie déterminée de sources, des eaux du Bassin de Vichy et jaillissant en dehors de la Commune de Vichy ; qu'ils la privent du bénéfice qu'elle est en droit d'attendre de cette appellation ou marque ;

Attendu que les défendeurs s'appuyent sur une récente décision de ce siège pour défendre leurs droits ;

Attendu que l'espèce étant tout à fait différente, il n'y a pas lieu de s'arrêter à cet argument ; qu'en effet, la décision dont s'agit, tout en visant la jurisprudence du Tribunal de la Seine, a décidé qu'elle ne s'appliquait pas à l'espèce qui lui était soumise ;

Attendu qu'il n'y a pas lieu, non plus, de s'arrêter à l'argument du défendeur tiré de ce fait que la Compagnie Fermière a, elle-même, postérieurement au huit mai mil huit cent quatre-vingt-quatorze, vendue des eaux d'Hauterive ou de St-Yorre pour de « l'Eau de Vichy », que c'est dans des conditions spéciales et qui ne se sont pas représentées, que ces constatations ont été faites ; qu'en tous cas, elles ne sont pas opposables à la Compagnie demanderesse ;

Attendu qu'une circulaire du syndicat de l'épicerie lyonnaise a même prévenu et prémuni les débitants des conséquences fâcheuses pour eux qui pourraient découler de cette rubrique « Eau de Vichy », et leur a indiqué le moyen de s'y soustraire en employant les prescriptions du jugement du huit mai mil huit cent quatre-vingt-quatorze ;

Attendu qu'il résulte des faits mêmes de la cause que la bonne foi de Varinard est entière et que cette constatation doit diminuer dans une large proportion la réparation qu'il doit à la Compagnie Fermière, pour le préjudice causé, que, du reste, la Compagnie Fermière a déclaré, dans des conclusions additionnelles, réduire sa demande à un franc, somme qu'il y a lieu de lui accorder ;

Attendu qu'il y a lieu de décider que toutes les prescriptions édictées par le jugement du Tribunal de la Seine précité seront applicables aux débitants d'eaux minérales et qu'ils devront s'y conformer tant sur leurs tableaux que dans leur façon d'offrir les eaux minérales à la vente ;

Attendu qu'il y a lieu d'ordonner l'insertion du présent jugement dans un journal de Lyon, au choix de la Société demanderesse, sans que le coût de cette insertion puisse excéder vingt-cinq francs ;

Attendu qu'en cas de récidive de la part de Varinard, il y aurait lieu de lui infliger une astreinte de mille francs au profit de la Compagnie ;

Attendu que les frais sont à la charge de la partie succombante ;

Par ces Motifs :

Le Tribunal statuant contradictoirement et en premier ressort, dit et prononce que Varinard ne devra, à l'avenir, se servir, dans les moyens de publicité employés pour vendre des eaux minérales, que des termes mêmes prescrits par le jugement du Tribunal civil de la Seine, en date du huit mai mil huit cent quatre-vingt-quatorze, à savoir : « Eaux du Bassin de Vichy », le nom du lieu d'émergence suivi de « près Vichy », en caractères identiques et de même grandeur ;

Dit qu'en cas d'infraction à la présente décision, il sera passible d'une astreinte de mille francs au profit de la Compagnie Fermière de l'Etablissement thermal de Vichy ; le condamne à payer à la Compagnie demanderesse la somme de un franc à titre de dommages-intérêts ; ordonne que le présent jugement sera inséré dans un journal de Lyon au choix de la Compagnie demanderesse en totalité ou par extraits, de telle sorte que le coût de l'insertion ne dépasse pas vingt-cinq francs ;

Condamne Varinard aux dépens.

Ainsi fait, jugé et judiciairement prononcé, etc., etc.

La modeste victoire que la Compagnie Fermière de Vichy venait de remporter sur M. Varinard devait être de bien courte durée.

En effet, de même qu'elle avait fait appel du jugement la condamnant dans l'affaire Rajon, Crozet et Dumoulin, Varinard fit appel du jugement par lequel il avait été lui-même condamné.

Les deux affaires furent retenues par la première Chambre de la Cour, plaidé à la suite l'une de l'autre, et, par deux arrêts du même jour, 26 janvier 1897, la Cour, faisant droit aux conclusions de MM. Rajon, Crozet, Dumoulin et Varinard, *sur tous les chefs*, repoussait les prétentions de la Compagnie Fermière, dans des termes qui ne lui permettraient plus de les produire de nouveau avec quelques chances de succès.

Voici ces arrêts :

1° Arrêt Rajon, Crozet et Dumoulin :

La Cour,

Sur l'appel principal :

Adoptant les motifs des premiers juges ;

Sur l'appel incident :

Considérant qu'il y a lieu, pour que le préjudice causé aux intéressés soit réparé d'une façon convenable, d'ajouter, aux insertions autorisées par les premiers juges, une somme d'argent que la Cour estime devoir être fixée à 300 francs pour chacun desdits intéressés ;

Par ces Motifs :

Rejetant l'appel principal ;

Confirme le jugement rendu entre les parties par le Tribunal de Commerce de Lyon, le 20 décembre 1895, et faisant droit à l'appel incident, dit, qu'en outre de l'insertion dans les conditions fixées par les premiers juges, la Compagnie fermière de Vichy devra payer à chacun des trois intéressés la somme de 300 francs à titre de dommages-intérêts.

La condamne à l'amende et aux dépens.

2° Arrêt Varinard :

La Cour, après en avoir délibéré :

Considérant que d'un procès-verbal de constat dressé le huit Juillet mil huit cent quatre-vingt-quinze, à la requête de la Compagnie fermière de l'Etablissement thermal de Vichy, par l'huissier Ruffin, résultent les faits suivants :

L'huissier Ruffin. s'étant transporté chez le sieur Varinard, épicier à Lyon, a constaté, qu'au-devant du magasin, était apposé un *tableau portant une inscription ainsi conçue : Dépôt des Eaux de* Vals, Vichy, St-Galmier, St-Romain, Couzan. Etant entré dans le magasin, *il a demandé à acheter une bouteille d'eau de Vichy*. Immédiatement, une femme, préposée à la vente, lui a demandé : Quelle source voulez-vous ? Nous avons des sources L..., à cinquante centimes, source G..., à 30 centimes source Lavergne, à 25 centimes. Sur ma réponse, ajoute l'huissier, de *me donner de l'eau de Vichy, peu importe la source*, il m'a été servi une L... et une G.., après quoi, et avec l'assistance du commissaire de police, l'huissier à procédé à une description et à une saisie par échantillon des bouteilles trouvées dans le magasin ;

Considérant que la Compagnie prétend qu'il y a dans le fait ainsi rapporté un acte de concurrence déloyale, tout au moins illicite, par le motif qu'il serait contraire aux prescriptions d'un jugement rendu par le Tribunal Civil de la Seine, le huit mai mil huit cent quatre-vingt-quatorze, entre elle et différents propriétaires de sources du Bassin de Vichy, lequel jugement est passé en force de chose jugée, et que, par la décision dont est appel, le Tribunal de Commerce de Lyon, tout en reconnaissant l'entière bonne foi de Varinard, a admis la prétention de la Compagnie ;

Considérant que le jugement du Tribunal Civil de la Seine, sur lequel est fondée cette prétention, ne contient que des prescriptions relatives aux étiquettes et aux capsules des bouteilles ; que le dispositif est en effet conçu dans des termes qui ne laissent, à cet égard, place à aucun doute et que la Compagnie l'a elle-même reconnu dans les significations qu'elle a faite de ce jugement aux marchands d'eaux minérales puisqu'elle y déclare uniquement que les propriétaires dénommés dans ces jugements ont été condamnés à modifier les étiquettes de leurs bouteilles et se borne à faire défense aux-dits marchands de mettre en vente des bouteilles portant des étiquettes qui ne seraient pas en tous points conformes aux prescriptions édictées par ce jugement ;

Considérant que, pour soutenir que Varinard, qui a livré, à l'huissier, des bouteilles dont les étiquettes étaient conformes à ces prescriptions, les a méconnues en annonçant, dans un tableau, qu'il avait de l'eau de Vichy en dépôt, et en livrant deux bouteilles d'eau, qui étaient des eaux de Saint-Yorre, près Vichy, ou du Bassin de Vichy, au lieu d'être des eaux de la Compagnie Fermière, alors que l'acheteur refusait d'indiquer la source qu'il préférait, il faudrait ajouter aux termes du jugement et en méconnaître le but ; que ce but a été, en effet, de protéger uniquement les marques de la Compagnie Fermière de Vichy, contre les imitations dont elle avait été l'objet et de permettre à l'acheteur de ne pas confondre les produits des sources de Vichy appartenant à la Compagnie et à l'Etat, avec ceux des sources similaires du Bassin de Vichy ;

Considérant enfin que l'on ne saurait proscrire comme un acte de concurrence illicite l'emploi de la qualification d'« Eau de Vichy » pour désigner les eaux du Bassin de Vichy, dans le langage usuel entre le consommateur et le débitant, alors que le premier a toute facilité de distinguer les eaux de la Compagnie des autres, au moment où le débitant lui présente les bouteilles ; que la Compagnie est d'autant plus mal venue à contester cette pratique qu'elle s'y livre elle-même ainsi qu'il en a été justifié par des procès-verbaux de constat, en vendant, lorsqu'on lui demande de l'eau de Vichy à bon marché ou sans distinction de source, des eaux du Bassin de Vichy, la source L... ou autres de Saint-Yorre, ainsi que l'a fait Varinard ;

Considérant que, par sa demande téméraire et par le procès qu'elle l'a obligé à soutenir, la Compagnie a causé à l'appelant un préjudice dont elle lui doit réparation ; que, d'autre part, il est équitable et nécessaire, pour que ce préjudice soit utilement réparé, que l'effet de la publicité qui a précédé et entouré ce procès soit détruit ou atténué par la publicité de la décision ;

PAR CES MOTIFS :

Dit qu'il a été mal jugé, bien appelé ; infirmant le jugement entrepris et le mettant à néant, décharge l'appelant des condamnations prononcées contre lui par ledit jugement ;

Déboute la Compagnie intimée de toutes ses demandes fins et conclusions, lesquelles sont rejetées comme mal fondées ;

Faisant droit à la demande reconventionnelle de Varinard, condamne la Compagnie à lui payer la somme de trois cents francs à titres de dommages-intérêts et autorise, au même titre, le sieur Varinard à faire insérer in-extenso le présent arrêt dans trois journaux de Lyon à son choix et aux frais de ladite Compagnie, le coût de chaque insertion ne devant pas excéder trois cents francs.

Les deux arrêts de la première Chambre de la Cour de Lyon, et principalement l'arrêt Varinard, si fortement motivé sur la question de l'emploi oral du nom générique « Eau de Vichy », pour désigner entre vendeurs et acheteurs les eaux de toutes les sources du Bassin de Vichy, avaient une importance capitale, en ce qu'ils fixaient — avec quelle haute autorité ! — la jurisprudence, sur ce point encore nouveau, et en ce qu'ils restreignaient aux seules étiquettes et capsules des bouteilles les prescriptions impératives du jugement du 8 mai 1894.

« *Considérant*, dit l'arrêt Varinard, *que le*

« *jugement du Tribunal de la Seine ne contient* « *que des prescriptions relatives aux étiquettes* « *et aux capsules de bouteilles* : » or, la prétention de la Compagnie Fermière était de les étendre au langage usuel, aux réclames, prospectus, pancartes, tableaux, etc., etc., annonçant la vente des eaux.

« Pour admettre une telle extension, *il fau-* « *drait*, a répondu l'arrêt, *ajouter aux termes* « *du jugement et en méconnaître le but, qui a* « *été de protéger uniquement les marques de* « *la Compagnie Fermière de Vichy*, contre les « imitations et de permettre à l'acheteur de ne « pas confondre les produits des sources de « Vichy appartenant à la Compagnie et à l'Etat, « avec ceux de sources similaires du Bassin de « Vichy ! »

Ainsi, grâce à la résistance opiniâtre de Messieurs Rajon, Crozet, Dumoulin et Varinard, soutenus par le *Syndical des Marchands d'eaux minérales lyonnais* et par la *Société générale d'Eaux minérales naturelles du Bassin de Vichy et du Centre de la France*, la prétention de la Compagnie Fermière au monopole de « *l'Eau de Vichy* » était solennellement condamnée par la seconde Cour d'appel de la République.

VI

Il n'y avait qu'une juridiction que la Compagnie Fermière n'eût pas encore saisie de la question, c'était la Cour suprême. Elle avait trop d'intérêt à ne pas laisser acquérir aux arrêts de Lyon l'autorité de la chose jugée pour ne pas essayer de les faire casser par cette Cour. Elle n'y manqua pas. Elle introduisit devant la Chambre des requêtes deux pourvois contre ces deux arrêts. La Chambre des requêtes en a fait justice : elle a rejeté les deux pourvois par les deux arrêts, en date du 12 décembre 1898, qu'on va lire :

1° Compagnie Fermière des Eaux de Vichy, contre Dumoulin, Crozet et Rajon :

La Cour,

Sur les deux moyens réunis du pourvoi pris : le premier de la violation des articles 1382 et 1383 du Code civil, de la loi du 28 juillet 1824, et de l'article 7 de la loi du 20 avril 1810 ; le second de cette dernière disposition de loi.

Attendu que la Cour de Lyon a pu, sans contrevenir à aucune loi, décider *à raison d'habitudes anciennes de langage entre débitants au détail et consommateurs que les défendeurs éventuels ne s'étaient pas faits les intermédiaires d'une concurrence déloyale et préjudiciable à la Compagnie Fermière de Vichy, en livrant, dans les circonstances relevées par l'arrêt attaquée des eaux provenant de sources surgissant, non, à la vérité, sur le sol même de Vichy, mais dans une commune qui fait partie de ce que l'on dénomme coutumièrement Bassin de Vichy :* que l'ensemble des constatations et appréciations de la Cour d'appel, qui dénient chez le vendeur une intention illicite et pour les acheteurs la possibilité d'une confusion entre les produits différents, justifie pleinement sa décision qui se trouve d'ailleurs sur tous points suffisamment motivée ;

Par ces motifs :
Rejette la requête.

2° Compagnie Fermière des Eaux de Vichy contre Varinard :

La Cour,
Sur le moyen pris de la violation des articles 1382 et 1383 du Code civil de la loi du 28 juillet 1824, des articles 1350 et 1351 du Code civil et 7 de la loi du 20 Avril 1810 :
Attendu qu'il est constaté par l'arrêt attaqué que, lors de la vente, qui est l'occasion du litige, il a été dit que l'acheteur, sur la demande qu'il faisait d'eau de Vichy, que les bouteilles qui lui étaient offertes renfermaient de l'eau des sources L... et G..., et que celui-ci a eu, au moment où le débitant lui a présenté les bouteilles, toutes les facilités de les distinguer de celles que met en vente la Compagnie Fermière de Vichy, que la Cour de Lyon a pu, sans contrevenir à aucune loi, décider à raison d'habitudes anciennes de langage entre détaillants et consommateurs que Varinard ne s'était pas fait l'intermédiaire d'une concurrence déloyale et préjudiciable à la Compagnie Fermière de Vichy, en livrant, dans les circonstances susrelevées, des eaux provenant des sources surgissant, non à la vérité, sur le sol même de la commune de Vichy, mais dans une commune qui fait partie de ce que l'on appelle coutumièrement Bassin de Vichy ; que l'ensemble des constatations et appréciations de la Cour d'appel qui dénient chez le vendeur une intention illicite et pour l'acheteur une confusion entre les produits différents justifie pleinement sa décision qui, d'ailleurs, n'est pas contraire aux principes qui régissent la chose jugée et se trouve suffisamment motivée ;
Par ces motifs :
Rejette la requête.

Ainsi donc, aujourd'hui, de par l'autorité de la Cour de Cassation, les arrêts de Lyon ont.

comme ceux de Riom, comme les jugements de Gannat et de Paris, *force de chose jugée:* Ils sont définitivement acquis à la jurisprudence.

VII

Ainsi se trouve justifié ce que j'avançais au début de ce travail, — qui n'a d'autre prétention que celle d'être utile à ceux qui voudront s'éclairer sur le point spécial qu'il traite, — c'est que *tout marchand en gros ou en détail, tout pharmacien, épicier, limonadier, maitre d'hôtel ou restaurateur,* en un mot, tout débitant quelconque et à quel titre que cesoit, d'Eau minérale naturelle, *à qui un client demande ou commande un quart, une demie, une ou plusieurs bouteilles ou une ou plusieurs caisses* d'Eau de Vichy *sans désigner de source spéciale et en laissant au vendeur le choix de la source,* a le droit, — de par la jurispridence, et sans encourir aucune responsabilité civile ou pénale — *de délivrer ou expédier de l'Eau minérale des sources* Reignier, Grande Source, Hauterive-Globe, Lavergne, *etc., ou de toute autre source du* Bassin de Vichy.

VICHY — IMPRIMERIE BOUGAREL, RUE SORNIN.

188

www.ingramcontent.com/pod-product-compliance
Ingram Content Group UK Ltd.
Pitfield, Milton Keynes, MK11 3LW, UK
UKHW021506260726
13993UKWH00004B/1577